TOUT CE QUE VOUS DEVEZ SAVOIR SUR LE SEL : BIENFAITS - RECETTES - SOINS DU CORPS – THÉRAPIES

ANNE PELLAND

Table des matières

Clause de non-responsabilité

publication est conçue pour fournir des renseignements exacts et faisant autorité en ce qui concerne le sujet couvert et est présentée uniquement à des fins de motivation et d'information.

Rien dans ce livre ne remplace un avis médical ni ne vise à diagnostiquer, traiter, guérir ou prévenir une maladie ou un état de santé. Si vous avez une condition ou un problème de santé, consultez votre fournisseur de soins de santé personnel. Ce livre est vendu étant entendu que ni l'auteur ni l'éditeur ne sont engagés dans la prestation de services professionnels.

Comprendre les principes de base du sel

Croyez-le ou non, le sel est essentiel à la vie - nous ne pouvons littéralement pas vivre sans lui.

Vous avez entendu dire qu'il valait son pesant d'or ? Ce dicton vient de l'époque où les Romains étaient payés en sel ! C'est de là que vient le mot 'salaire' -'sal'. Nous recevons maintenant un " salaire " - tout cela à cause du sel.

Selon Wikipédia, le sel est un composé ionique qui peut être formé par la réaction de neutralisation d'un acide et d'une base. Les sels sont composés d'un nombre correspondant de cations (ions chargés positivement) et d'anions (ions négatifs) de sorte que le produit est électriquement neutre (sans charge nette). Ces ions composants peuvent être inorganiques, comme le chlorure ($Cl-$), ou organiques, comme l'acétate ($CH3C0-2$) ; et peuvent être monatomiques, comme le fluorure ($F-$), ou polyatomiques, comme le sulfate. Le dichromate de potassium salé a la couleur orange vif caractéristique de l'anion dichromate.

À l'origine, le sel était utilisé pour tuer les bactéries qui abîmaient les aliments - c'est pourquoi on l'utilisait comme agent de conservation. Aujourd'hui, cependant, avec la réfrigération et d'autres agents de conservation, il est utilisé pour d'autres raisons.

Le sel valait aussi son pesant d'or - littéralement ! Les explorateurs, africains et européens, échangeaient une once de sel contre une once d'or. Incroyable ! Alors, pourquoi aujourd'hui avons-nous tant de confusion au sujet de la " sursalaison " de nos aliments ou de la " teneur élevée en sodium " des aliments transformés ?

Types de sel

Il semble qu'il y a tellement de types de sels différents de nos jours à choisir. Vous avez peut-être pensé que le sel n'est que du sel, mais rien n'est plus faux ! Voici un guide de base des différents types de sel.

Sel de table

C'est le type de sel que la plupart d'entre nous utilisons à la maison et que l'on retrouve sur la plupart des tables de restaurant. Notre sel de table de base est fabriqué en envoyant de l'eau dans des dépôts de sel puis en l'évaporant - seuls les cristaux de sel resteront. Le sel subit un processus de raffinage qui en élimine les autres minéraux. Le sel de table a une texture de grain fin qui le rend idéal pour la cuisson - il peut être mesuré avec précision. Il contient principalement du chlorure de sodium et de l'iode. Il est actuellement produit par évaporation de l'eau de mer ou de la saumure. Habituellement, il est obtenu à partir de puits de saumure et en utilisant l'énergie de la lumière du soleil. Outre la cuisson, il est également utilisé dans la fabrication de pâtes et papiers, la production de savon, etc. Récemment, de nombreux problèmes de santé y sont associés, en particulier l'hypertension artérielle.

Kasher

Il a une granulométrie beaucoup plus importante et une structure granulaire plus ouverte. Il est à grain grossier et exempt d'additifs qui ont tendance à causer des solutions de décapage dans le nuage. Ce type de gros sel est généralement évaporé de la saumure. Cela crée des grains avec une structure en blocs ; cette structure permet mieux aux cristaux de sel d'absorber le sang (la loi juive stipule que vous devez extraire le sang de la viande avant de la consommer). Le sel casher est moins salé que le sel de table.

Sel de mer

On croit qu'il est meilleur en goût et en texture. C'est aussi le sel marin grossier et non raffiné qui contient de nombreux minéraux, comme le calcium, le potassium, le magnésium et le sulfate. Il manque généralement de fortes concentrations d'iode, un élément essentiel pour la santé humaine ; ce n'est pas nécessairement un substitut sain au sel de table iodé régulier.

Sel noir

On la trouve habituellement sur les marchés indiens et elle semble peu commune aux gens d'autres pays. La caractéristique est qu'il est fort en saveur. La structure n'est pas raffinée, et elle est en fait gris rosé et a une forte saveur sulfurique. En médecine traditionnelle, elle est considérée comme une épice rafraîchissante en médecine ayurvédique.

Sel de bambou

Il est rôti dans le bambou et contient plus de types de minéraux équilibre qui convient à notre corps. Elle est issue de la pratique de la médecine traditionnelle coréenne. On croit qu'il contient l'avantage du sel, du bambou et de l'argile jaune qui se sont mélangés pendant le processus de combustion. Afin d'en augmenter les bienfaits, il est torréfié à plusieurs reprises dans du bambou pendant 3 à 9 fois avant d'être bon à la consommation.

Sel gemme

On l'appelle aussi halite et elle est immangeable. C'est la forme minérale du chlorure de sodium (NaC1), généralement incolore à jaune, parfois aussi en bleu clair, bleu foncé et rose selon la quantité et le type d'impuretés. L'utilisation principale est la fabrication de crème glacée. Il est également utilisé pour dégager la route du verglas en hiver.

Fleur De Sel

C'est un type de sel marin - pour récolter la fleur de sel, il faut prendre les cristaux précoces qui commencent à se former à la surface des bassins d'évaporation du sel - généralement pendant les mois d'été, la période où le soleil est le plus fort. Fleur de sels a une teneur en minéraux plus élevée que le sel de table de base.

Fleur de sels peut sentir comme l'océan, et elle a tendance à être grisâtre en couleur. D'autres types de sels marins comprennent le Sel gris, l'esprit du sel et les sels marins roses, noirs et bruns de l'Inde.

Sel de décapage

C'est comme le sel de table raffiné, mais il ne contient pas d'iode ni de produits chimiques anti-agglomérants, qui rendent les cornichons foncés et inesthétiques. Il s'agit pratiquement de chlorure de sodium à 100 %. C'est un sel à grain très fin qui se dissout rapidement.

Comprendre le sel peut nous aider beaucoup et c'est la base de notre santé, la raison est simple car tout le monde en a besoin. Notre corps en a besoin pour rester en bonne santé et équilibré sur le plan nutritionnel, à condition que nous prenions le bon type. Nous avons besoin de sel plus minéral équilibré pour maintenir le bon fonctionnement de notre corps et rester en bonne santé.

La différence entre le sel et le sel marin

Le sel que nous avons généralement sur nos tables et que nous utilisons pour cuisiner a été extrait de gisements rocheux ou d'halite, le sel de mer.

Aujourd'hui, le sel marin est récolté en mer, notamment en Méditerranée et dans l'Atlantique, par les Français et les Italiens. Ce sel contient des minéraux, y compris de l'iode, mais le sel de table a été traité de sorte qu'il ne contient que les minéraux sodium et chlorure. Une grande partie est ensuite iodée ; en d'autres termes, l'iode minéral y est ajouté. Le sel marin contient naturellement de l'iode.

L'iodation du sel a commencé aux États-Unis dans les années 1920 dans le but d'empêcher les gens d'avoir des goitres, un élargissement de la glande thyroïde. C'est devenu largement inutile car nous savons maintenant que nous pouvons obtenir de l'iode à partir de légumes vert foncé comme les épinards ou d'algues comme le pain de toilette (aussi connu sous le nom de caviar du Gallois). Ce sel traité a été débarrassé de tous ses minéraux et ne contient que du sodium et du chlorure, qui sont les principaux constituants de tout sel.

Le sel marin est généralement biologique et a été récolté à la main, tout comme le sel des mines de Khewra au Pakistan, la deuxième plus grande mine de sel au monde après Wieliczka en Pologne, qui est un site du patrimoine mondial de l'UNESCO. Une visite dans une mine de sel est une expérience enrichissante, car celle du Pakistan possède des bâtiments, comme un bureau de poste et une mosquée construite en briques de sel. Avec les effets d'éclairage, les curiosités à voir sous terre sont vraiment remarquables.

Dans le sous-continent indien, le sel noir (Kala namak) est utilisé avec des fruits tels que le jamun (prunes de Java) et le falsa (Grewia asiatica), mais il est aussi parfois utilisé en cuisine. Ce n'est pas vraiment noir, mais d'une couleur rose sale mais je ne peux pas le manger car je suis dégoûté par l'odeur sulfureuse.

Un autre sel qui vient du Pakistan est le sel de cristal de l'Himalaya, que l'on peut trouver dans différentes nuances de rose. C'est l'un des sels'gourmands', vendu à des prix plutôt exorbitants dans le reste du monde. Il tire sa couleur des minéraux qu'il contient et on dit qu'il contient le plus faible pourcentage de sodium et de chlorure de tous les sels.

Le sel italien, Sale Marino, récolté sur les côtes siciliennes, contient également du magnésium, du potassium, du fluor et de l'iode. Le sel de mer français est également très apprécié et est gris, utilisé sur les salades, les légumes frais cuits ainsi que les viandes grillées. Un autre sel français est le Fleur de Sal (Flor de Sal en portugais) qui provient de la région de Guérande et qui est récolté dans des marais salants. Les conditions météorologiques doivent être idéales pour récolter ce sel et il ne peut être récolté qu'une fois par an.

Le sel en flocons ou sel en flocons est un joli condiment car il ressemble un peu aux flocons de neige.

Pourquoi nous avons besoin de sel

Le principal composant du sel est le sodium. L'eau et le sodium régulent la teneur en eau du corps. Le sodium et l'eau sont tous deux nécessaires à la bonne hydratation de notre corps. Nous avons besoin d'eau à l'intérieur de nos cellules et aussi à l'extérieur de nos cellules. Le sodium équilibre la quantité d'eau qui reste à l'extérieur de nos cellules. Le sel naturel permet aux fluides corporels nécessaires de traverser librement les parois de la membrane (le sel raffiné, cependant, inhibe cette fonction et peut entraîner une stagnation des fluides accumulés dans les articulations et les tissus, entraînant la cellulite, l'arthrite, les rhumatismes et les problèmes rénaux). Le sel naturel équilibre également l'excès d'acidité dans les cellules, ce qui aide à maintenir un équilibre acido-alcalin correct dans le corps.

Le sodium est un électrolyte, une substance qui devient un ion en solution et qui est capable de conduire l'électricité. De nombreux processus du cerveau, du système nerveux, des muscles et d'autres parties de votre corps utilisent des signaux électriques pour communiquer. Le mouvement du sodium dans votre corps est essentiel à la génération de ces signaux électriques. Cependant, l'équilibre est nécessaire, car trop ou trop peu de sodium dans l'organisme peut entraîner un dysfonctionnement des cellules.

D'autres électrolytes courants sont le potassium, le chlorure et le bicarbonate.

L'effet d'un apport élevé en sel

Un apport élevé en sel est plus susceptible d'avoir un effet négatif si vous consommez du sel de table raffiné. Si vous suivez un régime alimentaire riche en tranches commerciales de pain et d'aliments transformés, y compris des mélanges aromatisants, il est probable que votre apport en sel soit très élevé. Si vous suivez un régime composé en grande partie d'aliments préparés à la maison avec une bonne quantité de fruits et de légumes frais, votre consommation de sel est probablement acceptable, mais vous voudrez peut-être repenser le type de sel que vous utilisez.

Un apport élevé en sel (sodium) peut entraîner une hypertension artérielle et un risque accru d'accident vasculaire cérébral et de maladie cardiaque. Une consommation excessive de sel (en particulier de sel raffiné) peut charger les reins et les glandes surrénales, réduire l'absorption des nutriments et provoquer des pertes de calcium. Veuillez noter cependant qu'à des doses modérées, le sel naturel améliore l'absorption des nutriments et du calcium.

Les envies de sel ou de goût salé peuvent être causées par deux choses principales. Tout d'abord, votre goût de sel s'ajuste avec la consommation. Si vous mangez beaucoup de sel, il faut plus de sel pour que les aliments aient le goût du sel. Deuxièmement, si vous mangez du sel raffiné, votre corps peut encore avoir envie de sel parce que vous ne lui donnez pas les minéraux absorbables dont il a besoin.

Les aliments riches en sel et en sodium comprennent les croustilles et les noix salées, les craquelins, le pain, les fèves au lard, les sauces préparées, les mélanges de saveurs préparés, les repas-minute, les repas préparés, les aliments en conserve ou en bouteille dans la saumure (olives, câpres et poisson) et le fromage. Les sources subtiles de sel et de sodium comprennent les gâteaux et biscuits emballés et l'eau minérale en bouteille.

Qui risque de ne pas consommer suffisamment de sodium ?

Les personnes particulièrement à risque d'avoir une faible teneur en sodium sont celles qui s'adonnent régulièrement à des activités ou à des exercices physiques intenses (c.-à-d. celles qui transpirent beaucoup) et celles qui boivent beaucoup d'eau et mangent peu de sel. L'hyponatrémie est le nom de l'état dans lequel les réserves de sodium de l'organisme sont trop faibles. Les symptômes de l'hyponatrémie comprennent la léthargie, les crampes musculaires, le cerveau "flou" et l'agitation. Ces symptômes sont semblables à ceux de la déshydratation, ce qui porte à confusion. Si vous suivez un régime pauvre en sel et consommez également des quantités importantes d'eau, ou si vous vous adonnez à beaucoup d'activités intenses et éprouvez des symptômes comme ceux-ci, il est probable que vous ayez besoin d'augmenter votre apport en sel minéraux.

Un excès de salive (bave pendant le sommeil) peut également indiquer une carence en sel dans l'organisme.

Une faible fonction surrénalienne ou l'épuisement surrénalien peuvent également augmenter vos besoins en sel. L'épuisement surrénalien est causé par un stress physique, émotionnel, environnemental et/ou psychologique excessif.

"Les personnes ayant une insuffisance surrénalienne ont des problèmes spécifiques d'équilibre hydrique interne.... L'eau pose un problème particulier aux personnes fatiguées surrénaliennes parce qu'elles ont tendance à se déshydrater, mais peuvent facilement surdiluer les électrolytes en circulation (sodium, potassium, magnésium et chlore) dans leur sang en buvant trop d'eau. L'équilibre du sodium et du potassium affecte de manière significative les symptômes éprouvés par les personnes souffrant de fatigue surrénalienne et la consommation d'eau plate modifie cet équilibre.... Par conséquent, bien qu'ils aient soif, l'eau potable peut les faire se sentir encore plus mal. Pour aider à équilibrer le rapport eau/sodium et éviter ce problème, essayez d'ajouter 1/4 à 1/2 cuillère à thé de sel (chlorure de sodium) à chaque verre d'eau. Vous constaterez probablement que l'eau légèrement salée a meilleur goût que l'eau ordinaire si vos surrénales sont basses parce que l'eau salée est plus bénéfique pour votre corps. Certainement, vous vous sentirez beaucoup mieux parce que votre corps a besoin à la fois du sel et de l'eau. Si vous vous sentez particulièrement traînant ou fatigué, ajoutez plus de sel à l'eau. Si vous avez une aversion pour l'eau salée, alors vous avez probablement besoin de moins ou pas de sel dans l'eau".

Citation tirée de Adrenal Fatigue : Le syndrome de stress du 21e siècle par James L Wilson ND, DC, PhD

Conclusion

Le sel est nécessaire au bon fonctionnement de notre corps, mais la forme du sel est importante. Certains sels sont plus facilement absorbés et contiennent plus d'oligo-éléments que d'autres. Évidemment, il est préférable d'opter pour le sel le plus facilement absorbé et le plus riche en minéraux que vous pouvez.

Pour ce qui est de la quantité de sel dont vous avez besoin, écoutez votre corps, mais en général, ce n'est pas beaucoup. Si vous mangez un sel minéral de bonne qualité, il suffit d'une petite quantité pour combler les besoins nutritifs de votre corps. Une petite cuillerée à thé de sel répond aux besoins quotidiens en sodium d'un enfant plus âgé ou d'un adulte (environ 1/4 cuillerée à thé pour les nourrissons). Le sodium est également présent dans d'autres ingrédients alimentaires tels que le bicarbonate de sodium (bicarbonate de soude) et le glutamate monosodique et est présent naturellement dans de nombreux aliments.

Si possible, préparez vous-même la plupart de vos aliments à partir de zéro, puis vous connaissez la quantité et la qualité du sel (et du sodium) que vous ingérez. La meilleure façon de consommer une quantité équilibrée de sel est de :

- consommer principalement des aliments frais et crus (les aliments cuits utilisent souvent plus de sel que les aliments crus)
- réduire votre consommation de viande (la viande a généralement besoin d'une bonne quantité de sel pour'faire ressortir la saveur')
- utiliser beaucoup d'arômes naturels comme les herbes et les épices
- évitez les aliments préparés et rapides

Une chose que le sel fait, c'est préserver. En d'autres termes, le sel empêche les choses de mal tourner. Quand Jésus a dit que nous sommes le sel de la terre, Il nous disait que nous sommes ceux qui peuvent empêcher le monde de pourrir complètement. Nous préservons l'œuvre de Dieu sur Terre dans le cadre de Son plan divin pour apporter la restauration et la rédemption à un monde mourant.

Quand nous lisons sur la fin des temps quand l'anti-Christ vient, la seule chose qui le gardera hors du pouvoir sera le croyant rempli de l'Esprit. Dès que nous - le sel - sommes partis, il prend le relais. Cela signifie, Eglise, que nous devons réaliser que nous jouons un rôle très important dans ce qui arrive à ce monde. Dieu a fait de nous le sel de la Terre.

Nous prenons tous ces bus jusqu'aux projets parce que nous voulons passer le sel dans ces quartiers. Nous allons à Monroe Park parce que nous voulons passer le sel aux sans-abri de Monroe Park.

Nous prenons l'évangile et partageons l'amour de Jésus avec les prostituées dans les rues de Richmond parce que Jésus veut que nous passions le sel à ces gens abandonnés pour qui il est mort sur la croix. Nous allons partout dans la ville de Richmond, prêchant l'évangile parce que nous voulons sortir de la salière et secouer du sel dans toute notre ville. Église, si les chrétiens ne le font pas, ça n'arrivera pas. Le gouvernement ne peut pas le faire. La police ne peut pas le faire. Les écoles publiques ne peuvent pas sauver nos jeunes. S'il est vrai que Dieu a saupoudré des chrétiens salés dans tous ces endroits, l'essentiel est que c'est aux chrétiens d'être le sel nécessaire pour accomplir la volonté de Dieu. C'est le peuple de Dieu en mission dans le monde entier.

Une autre qualité du sel est qu'il guérit. Avant l'époque de la médecine moderne et de la pilule pour tout, le sel était la panacée. Si vous aviez un pied coupé ou une écharde au doigt, le tremper dans de l'eau salée était très guérissant. Se gargariser avec de l'eau salée tiède reste toujours la meilleure chose à faire en cas de mal de gorge ou pour favoriser la guérison après une extraction dentaire.

Pas besoin d'être un génie pour savoir que nous vivons dans un monde très malade. Nous vivons dans un monde qui a une maladie spirituelle et qui s'aggrave de jour en jour. Le seul remède pour la condition actuelle du monde est celui qui est le sel de la Terre. N'accuse pas Jésus. Il a dit : "Vous êtes le sel de la terre." Il nous a laissés ici avec la mission d'être des agents de guérison pour un monde moralement malade et blessant. C'est à nous de passer le sel. Notre monde est moral, émotionnellement, spirituellement et physiquement malade, et nous sommes le sel de la Terre dont on a si désespérément besoin. Le sel en nous est l'essence du Christ qui demeure en nous et il est puissant et change la vie.

Le sel ajoute aussi de la saveur. L'une des principales raisons pour lesquelles nous ajoutons du sel à nos aliments est qu'il ajoute de la saveur. Quand on en revient à la vérité, le monde dans lequel nous vivons est très ennuyeux. Les gens dans le monde s'ennuient avec le ho-hum de la vie quotidienne et sont toujours à la recherche d'action et d'excitation. Rien ne satisfait ou n'ajoute de vraie saveur à la vie à part Jésus, et c'est à nous de rendre le monde meilleur. La seule façon d'y parvenir est de passer le sel et de partager Jésus avec les personnes perdues et abandonnées que nous rencontrons dans ce monde. Jésus est l'ingrédient manquant.

Le sel ne fait rien dans le shaker. Les chrétiens peuvent s'asseoir à l'église chaque semaine, mais jusqu'à ce qu'ils prennent leur sel à l'extérieur du "shaker", ils ne feront rien pour ce monde. Si le seul christianisme que nous vivons est entre nos quatre murs, nous sommes inutiles. Jésus avait une raison de dire : "Allez dans le monde entier." Il savait que c'est là que les gens sont perdus, mourants, malades, déprimés, vaincus et vivant sans joie ni but. C'est à nous de sortir de nos quatre murs et de passer le sel... hors de notre shaker (notre zone de confort) et dans le monde dans lequel nous vivons au travail, à la maison, et avec eux, nous nous rencontrons dans notre promenade quotidienne. Le sel ne sert à rien tant qu'il n'entre pas en contact avec quelque chose. Nous ne serons jamais efficaces dans un monde qui est en train de mourir et d'aller en enfer jusqu'à ce que nous entrions en contact avec des gens perdus et blessés et qu'ils goûtent et voient le sel dans nos vies. Sors de ton shaker et passe-moi le sel !

Le sel se perd pour être efficace. Si le sel ne se perd pas, il ne sera jamais efficace. Jésus l'a dit en ces termes dans Marc 8:35 : "Car celui qui veut sauver sa vie la perdra ; mais celui qui perdra sa vie à cause de moi et de l'Évangile, celui-là la sauvera". Il disait que si nous voulons vraiment être le sel de la Terre, nous devons perdre ce qui est important pour nous et faire ce qui est important pour Dieu. La chose la plus importante pour Dieu est que personne ne périsse, et que ses enfants soient prêts à donner leur vie et à passer généreusement le sel à ceux qu'il apporte dans nos vies. La seule façon d'être efficace est de perdre notre volonté et de faire Sa volonté.

Le sel n'est pas bon quand il perd sa saveur. Jésus a été très clair dans Matthieu 5:13 quand il a dit, "Vous êtes le sel de la terre ; mais si le sel a perdu sa saveur, avec quoi sera-t-il salé ? "Il n'y a donc plus de bien que d'être chassé et foulé aux pieds par les hommes." En d'autres termes, nous pouvons perdre la capacité de faire une différence. Le sel qui n'a pas perdu sa saveur fera une différence sur tout ce qui entre en contact avec lui. Rien ne restera pareil une fois que le sel l'aura touché. Il aura un goût, une apparence et un comportement différents. C'est pourquoi Richmond n'est plus la même ville qu'il y a dix ans parce que beaucoup de gens au ROC ont décidé de commencer à passer le sel autour de notre ville. Cependant, quand le sel perd sa saveur, il n'est bon à rien selon Jésus. C'est une déclaration puissante pour Jésus, mais Il a raison. Savourer dans la Bible symbolise l'Esprit Saint à l'intérieur d'un chrétien, qui est le pouvoir de faire une différence. Quand nous perdons cette salinité - la puissance de Dieu dans notre vie - nous devenons alors bons à rien quand il s'agit de l'œuvre de Dieu. La chose la plus triste à voir est un chrétien qui a perdu la puissance de Dieu sur sa vie.

Comment est-ce possible ? Comment le sel perd-il sa saveur ? Lorsque des éléments pourris sont mélangés avec du sel, le sel perd sa saveur. Quand nous mélangeons les éléments pourris de ce monde - drogues, alcool, pornographie, convoitise, avidité, ragots, haine et impardonnance - ce n'est qu'une question de temps avant que notre sel perde sa sa saveur.

Le sel dans votre alimentation

Apport quotidien recommandé = 6g

Pour garder votre corps en équilibre, vous avez besoin d'une certaine quantité de sel dans votre corps à tout moment. Le problème aujourd'hui, c'est que la plupart des gens en consomment beaucoup trop. 6 g de sel, c'est à peu près une cuillerée à café. En moyenne, une personne prend jusqu'à deux fois ce montant par jour ! 6g n'est pas une grande quantité si l'on considère que 75% du sel que nous, en tant que nation, mangeons provient d'aliments transformés de tous les jours !

Quand la plupart des gens pensent au sel, ils pensent à le secouer sur leur nourriture ou à ajouter une pincée à leur cuisine. Ce que la plupart d'entre vous ne savent pas, c'est que les aliments transformés, comme les céréales pour petit-déjeuner, les soupes, les biscuits et les plats cuisinés sont déjà chargés de cette substance. À moins que vous ne mangiez une alimentation principalement propre et saine, vous êtes susceptible d'ingérer une quantité importante et malsaine de ces cristaux sur une base quotidienne.

L'excès de sel dans votre alimentation est susceptible d'augmenter votre tension artérielle, car le sodium contenu dans le sel fait en sorte que votre corps retient plus d'eau, ce qui crée un plus grand volume de sang dans les vaisseaux sanguins, ce qui mène à une plus grande accumulation de pression. Vos reins peuvent également être attaqués, car ils sont conçus pour éliminer l'excès de sel de l'organisme, ce qui aide à maintenir notre tension artérielle normale. Trop de sel peut progressivement endommager les reins et les rendre moins capables d'éliminer cet excès de sodium.

L'hypertension artérielle peut être mortelle, notamment parce qu'elle se développe souvent avec peu d'effets secondaires ou de symptômes. Au moment du diagnostic, il se peut que vous soyez déjà exposé à un risque élevé de maladie cardiaque ou d'accident vasculaire cérébral. Si elle n'est pas traitée pendant trop longtemps, l'hypertension peut également entraîner une insuffisance rénale et des lésions oculaires.

Manger moins de sel abaissera votre tension artérielle et réduira votre risque de maladie cardiaque et d'accident vasculaire cérébral.

CONSEILS :

Comparez les aliments et choisissez des aliments à faible teneur en sel dans la mesure du possible. Regardez l'emballage des aliments et voyez quelle est la teneur en sel ou en sodium pour 100 g. 1,25 g ou plus par 100 g (0,5 g de sodium) indique un LOT de sel. 0,25 g ou moins par 100 g (0,1 g de sodium ou moins) indique une faible quantité de sel. Si un aliment contient entre 0,25 g et 1,25 g de sel (ou entre 0,1 g et 0,5 g de sodium) pour 100 g, il s'agit d'une quantité moyenne.

Sachez quels aliments sont généralement riches en sel : Fèves au lard, biscuits, céréales pour petit-déjeuner, sauces de cuisson, chocolat chaud, pizza, plats cuisinés, soupe, spaghetti en conserve, légumes en conserve, anchois, bacon, fromage, fromage, chips, granules de sauce, olives, cornichons, bretzels, noix salées et grillées, saucisses, viandes et poissons fumés, cubes de bouillon, extrait de levure (ex : marmite / végétarite).

Sel de bain d'aromathérapie

Beaucoup pensent que les propriétés relaxantes de l'eau chaude et du sel de bain aromathérapeutique bien choisi peuvent soulager des conditions désagréables comme l'anxiété et le stress.

Les sels de bain sont même dit a la capacité d'aider les douleurs musculaires et articulaires, ainsi que de fournir un soulagement des symptômes de nombreuses maladies chroniques de la peau.

Le sel de bain aromathérapie le plus connu de nos jours est le sel de bain de la Mer Morte. Ce sel de bain est considéré comme une option puissante pour le traitement de la séborrhée et du psoriasis.

Plusieurs études ont été menées pour déterminer le bénéfice réel de ce sel de bain aromathérapeutique, et il a été découvert que 80 % des patients atteints de psoriasis et d'arthrose ont rapporté moins de douleur après un bain aromatique avec le sel de bain de la Mer Morte.

Outre le sel de la mer Morte, il existe de nombreux sels qui sont utilisés pour l'aromathérapie sels de bain, comme :

- Sel de mer
- Sel dendritique
- Sel d'Epsom
- Sel de mer

- Sel d'Epsom

- Sel en saumure

- Sel d'Europe

- Sel solaire

- Sel biologique breton

- Sel rouge d'Hawaï

- Sel de saumure islandais

- Sel rose de la mer noire

Sel de mer

Le sel marin est tout simplement du sel ordinaire auquel on ajoute divers minéraux présents dans l'eau de mer : le sel marin contient du chlorure de sodium, du magnésium et du calcium, ainsi que d'autres oligo-éléments. La couleur plus blanche du sel de mer est la meilleure. Le sel marin est disponible en grains fins, moyens et grossiers. Le sel marin est considéré comme un sel de base puisqu'il est facilement disponible et généralement peu coûteux.

Sel dendritique

Le sel dendritique a une forme cristalline unique Il absorbe et retient très efficacement l'odeur des sels de bain. Le sel dendritique se dissout rapidement dans l'eau de votre bain. Sans sel dendritique, votre sel de bain perdra rapidement son odeur ou peut former des grumeaux durs. L'ajout d'une petite quantité (moins de 10 %) de sel dendritique dans chaque recette de votre recette vous permettra de conserver l'arôme.

Sel de la Mer Morte

Le sel de la mer Morte vient d'Israël, est unique dans sa composition minérale. Beaucoup plus concentré que le sel marin. Le sel de la mer Morte est composé de chlorure de sodium (comme le sel marin) et d'autres minéraux et oligo-éléments. Le sel de la mer Morte a la capacité de détendre totalement le corps et l'âme juste avant le coucher. Le sel de la mer Morte peut être combiné avec d'autres sels.

Sel d'Epsom

Le sel d'Epsom est un sel pétillant propre et blanc, la couleur du sel d'Epsom est toujours la même de magasin en magasin. Epsom est facile à trouver dans votre magasin local. Le sel d'Epsom contient du sulfate de magnésium. Il est extrait des butors (eau salée qui a déjà été débarrassée du chlorure de sodium). Contrairement aux autres sels, le sel d'Epsom ne contient pas de chlorure de sodium. Le sel d'Epsom est utilisé pour soulager les douleurs musculaires et les douleurs. Il est également bon pour extraire les toxines de votre corps.

Sel de décapage

Le sel de décapage est pur et blanc brillant disponible en grain moyen. Facile à trouver dans votre magasin local. Le sel de décapage est le même que le sel de table, mais a trois différences principales, le sel de décapage vient en grain moyen, donc plus gros que le sel de table. Le sel de décapage n'est pas iodé et n'est pas un additif anti-agglomérant. Ainsi, lorsque vous entreposez du sel de décapage dans un environnement humide ou humide, il peut former des grumeaux durs.

Sel de station thermale européen

Le sel des stations thermales européennes est récolté dans les eaux cristallines de la mer Méditerranée. Il devrait donc être plus cher que n'importe quel autre sel. Le soleil et l'air marin font évaporer le sel des thermes européens en un blanc étincelant. Les spas européens sont réputés pour leur connaissance approfondie de la guérison et de la thérapie naturelles. Il est utilisé pour dorloter votre corps dans un spa de luxe. La composition de ce sel est principalement du chlorure de sodium. Le sel de spa européen peut être mélangé avec d'autres sels.

Sel solaire

C'est un gros sel blanc. Habituellement, le sel solaire n'est utilisé que comme sel complémentaire dans la recette en raison de sa taille. Le grand cristal brillant est très attrayant si vous mélangez avec des grains plus petits, comme le sel d'Epsom ou le sel de spa européen. Ce sel met beaucoup de temps à se dissoudre dans l'eau. Le sel solaire est meilleur lorsqu'il est mélangé avec d'autres sels.

Sel rouge d'Hawaï

Le sel rouge d'Hawaï, également connu sous le nom de sel marin d'Alaea, est un sel naturel non traité. Il a une couleur rouge rouille en raison de la présence d'argile rouge dans la région. L'argile rouge volcanique est riche en oxyde de fer. Il a des propriétés curatives lorsqu'il est utilisé pour les maux de gorge, les plaies, les douleurs corporelles, les entorses musculaires, les infections des gencives et les feux sauvages. On croit qu'il attire les toxines du tissu musculaire surmené. Le sel rouge hawaïen peut être mélangé avec d'autres sels blancs pour faire la meilleure combinaison.

Sel de saumure islandais

Le sel de saumure islandais provient d'une piscine chaude et fumante (plus chaude que 300 degrés) située à 1 mille sous la surface de la terre en Islande. Ce sel est riche en silice et oligo-éléments essentiels mais contient 60% moins de sodium que le sel marin ordinaire. Le sel de saumure islandais se dissout instantanément dans l'eau et laisse la peau douce et soyeuse. Utilisez les sels de saumure géothermique islandais dans votre bain pour détendre les muscles endoloris et fatigués, détoxifier votre peau et aider à soulager les problèmes de peau sèche et desquamante. Assez doux pour être utilisé dans l'eau du bain de bébé pour soulager les démangeaisons de la peau. Utilisez ce sel riche en minéraux dans vos crèmes et des lotions pour les peaux sèches. Le sel de saumure islandais peut être mélangé avec d'autres sels.

Sel rose de la mer noire

Ce sel est récolté selon la méthode traditionnelle pour s'assurer qu'il conserve son minéral naturel et qu'il ne contient aucun produit chimique. De fortes concentrations de bactéries halophiles vivent dans l'eau et la croûte de sel et causent la coloration rose de ce sel.

On dit que le sel rose de la mer Noire soulage la douleur causée par l'eczéma, le psoriasis, les rhumatismes, l'arthrite et les tensions musculaires. Il a également été utilisé par les anciens pour améliorer la santé de la peau.

Le sel rose de la mer Noire est un sel de luxe unique à utiliser dans vos recettes de bain. Vous pouvez mélanger ce sel avec un autre sel pour faire une excellente combinaison.

Vous pouvez faire du sel de bain aromathérapeutique pour vous-même ou le donner à vos amis. Le sel de bain d'aromathérapie serait le cadeau parfait pour toute occasion. Avec un bel emballage, vous serez surpris de leur réaction !

Thérapie au sel

La thérapie saline a été découverte au milieu du XVIIIe siècle par Felix Botchkowski, agent de santé polonais. La thérapie saline a été découverte à l'origine sous le nom de Spéléothérapie ou thérapie par caverne,'Spelenos' étant le terme grec pour'caverne'. Felix Botchkowski a découvert qu'en Pologne, les mineurs de sel n'avaient pas souffert de maladies pulmonaires comme l'asthme, la pneumonie ou la bronchite chronique. Même les mineurs qui souffraient de la maladie respiratoire avant de commencer à travailler dans les mines se sentaient mieux et avaient moins de symptômes en passant de plus en plus de temps dans les grottes. Felix Botchkowski a publié un livre en 1843 sur ses découvertes. Son prédécesseur Mstislav Poljokowski a fondé le premier Salt Spa à Velicko, qui est toujours en activité aujourd'hui.

Les bienfaits du sel ont également été remarqués dans les années 1940, vers la fin de la Seconde Guerre mondiale. Les mines de sel abandonnées étaient souvent utilisées comme abris anti-aériens. Ceux qui cherchaient la sécurité dans ces mines ont constaté une réduction des symptômes respiratoires. Peu de temps après, des sanatoriums de sel ont ouvert leurs portes dans des pays européens comme l'Allemagne, la Hongrie et la Yougoslavie. En 1968, l'Hôpital des Maladies Allergiques a officiellement autorisé la fondation scientifique de la Spéléothérapie.

La spéléothérapie est le traitement des maladies respiratoires, ainsi que de certaines maladies de la peau, en utilisant l'air riche en sel dans les grottes souterraines. Les microns et les ions de sel naturels se sont avérés efficaces pour calmer une voie respiratoire agitée. Le sel a un effet anti-inflammatoire naturel ; il réduit l'enflure et l'œdème dans les voies respiratoires, ce qui rend la respiration moins difficile et moins douloureuse. L'inhalation de l'air saturé de sel détruit les champignons et les bactéries dans la muqueuse des voies respiratoires. La respiration de l'air salé amincit le mucus dans les poumons pour qu'il soit plus facilement expectoré. Il a également été prouvé qu'il élimine le goudron résiduel des poumons des fumeurs. Les ions de sel produisent une charge électrique négative dans l'air, qui améliore l'humeur, réduit le stress et l'anxiété, diminue la fatigue et a de nombreux autres effets curatifs.

Pendant le traitement, le patient peut se détendre dans la grotte de sel pendant toute la durée de la séance. Chaque séance dure de vingt à quarante-cinq minutes et est répétée quotidiennement pendant quinze jours au maximum. Les traitements sont recommandés jusqu'à trois fois par an. Les traitements de spéléothérapie ne sont généralement pas privés ; les patients peuvent généralement partager une grotte de traitement avec jusqu'à trente autres personnes.

En dehors des grottes, la salinothérapie est appelée Halothérapie. Il vient du mot grec 'halos', un terme qui signifie 'sel'.

L'halothérapie est essentiellement une réplication de la spéléothérapie, utilisant un aérosol sec pour recouvrir les murs et le plafond d'une pièce. Les salines artificielles offrent la possibilité d'une séance privée, mais une plus grande saline est construite pour accueillir un plus grand nombre de patients.

La halothérapie peut également être utilisée en privé à domicile. Un appareil appelé un tuyau de sel, un inhalateur personnel de sel sec, peut être utilisé quotidiennement pendant un maximum de vingt-cinq minutes. Un salinisateur d'air est une autre façon d'obtenir les mêmes avantages que la salinothérapie. Ils chargent négativement la pièce de la même manière qu'une mine de sel. "Le dispositif Salin est un purificateur d'air bionique, un ioniseur naturel et un salinisateur qui utilise l'ionisation forcée de l'air intérieur par sublimation du sel (dépose de minuscules microparticules de sel dans l'air). Les microcristaux de sel ont un diamètre inférieur à 17 heures, avec une majorité inférieure à 13 heures et sont capables de pénétrer profondément dans les poumons." Les lampes au sel sont également un moyen facile de changer la charge électrique dans la pièce. La chaleur de l'ampoule ou de la bougie à l'intérieur de la lampe évacue les ions de sel chargés négativement. Ceci nettoie l'air de la pièce. Les ions de sel s'accrochent aux allergènes en suspension dans l'air, ce qui les rend lourds et leur permet de tomber de l'air pour qu'ils ne soient pas inhalés. Les ions négatifs améliorent l'humeur et réduisent le stress et l'anxiété.

La spéléothérapie et l'halothérapie ont été efficaces pour réduire les symptômes dans de nombreux domaines de la santé. Bien que les traitements soient surtout utilisés pour remédier aux troubles pulmonaires, le sel a également été utilisé pour soigner les affections de la peau, l'anxiété, le stress, les maladies ORL, et a été utilisé pour améliorer le système immunitaire. Les conditions qui sont traitées avec du sel incluent, mais ne sont pas limitées à :

- Asthme
- Rhume allergique, rhume des foins et rhinopathie
- Bronchite chronique
- Sinusite
- Infections virales fréquentes
- Otites fréquentes
- Maladie pulmonaire obstructive chronique
- Toux du fumeur
- Amygdalite
- Ronflement
- Psoriasis
- Eczéma
- Stress et troubles anxieux
- Fibrose kystique

La thérapie saline fait partie de la catégorie des thérapies physiques. Il s'agit d'une thérapie naturelle non invasive, sans les effets secondaires des médicaments normalement utilisés pour traiter ces maladies, comme les corticoïdes ou les stéroïdes.

L'absence de ces médicaments permet à ce traitement d'être sécuritaire pour les femmes enceintes et même les très jeunes enfants. Les enfants qui reçoivent cette thérapie inhalent une plus faible concentration d'air salin.

La méthode holistique de la thérapie saline pour l'asthme

Souvent, lorsque les gens entendent le mot "sel", des images d'hypertension artérielle et de maladies cardiaques viennent à l'esprit, mais en réalité, la bonne santé dépend du bon équilibre des sels naturels. Par conséquent, l'adoption de la méthode holistique naturelle de la thérapie saline est essentielle pour maintenir une résistance aux radicaux libres et aux toxines dans le corps.

Le sel de table iodé provenant de l'épicerie qui n'est pas pris avec modération peut avoir des effets néfastes sur l'organisme. Il épaissit le sang, ce qui rend la pompe cardiaque plus difficile à pousser le sang à travers les artères et les capillaires. C'est l'une des causes profondes des maladies cardiaques. Cependant, le sel marin cristallin naturel contient de nombreux antioxydants puissants et peut prévenir les effets et aider à normaliser la tension artérielle, qu'elle soit élevée ou basse. Une bonne thérapie saline est également utilisée comme thérapie alternative contre l'asthme car le sel marin est un antihistaminique naturel.

Placer du sel naturel sur la langue et consommer quelques verres d'eau aide à réduire les effets de l'asthme et procure un soulagement de la toux sèche. Généralement, la toux de hacking vient comme résultat du flegme dans la gorge et plus elle est épaisse, plus la toux durera longtemps ; plus le sel amincit le mucus et arrête la toux. Il y a tellement d'avantages à adopter un bon régime de salinothérapie. Étant donné que notre corps est composé principalement de sel et d'eau, le réapprovisionnement en eau aidera souvent à réduire les effets de l'ostéoporose et de la maladie d'Alzheimer, en plus d'être une bonne alternative thérapeutique contre l'asthme.

Comment la salinothérapie traite-t-elle exactement l'asthme ?

Le patient sera placé dans une chaise confortable dans une pièce spéciale pendant une heure. C'est ici que se déroulera la thérapie saline. Chaque heure constitue une séance et le patient sera invité à respirer normalement tout en écoutant de la musique relaxante. Lorsque la personne respire dans l'air ambiant, de minuscules particules de sel qui sont ionisées négativement pénètrent dans le système respiratoire et atteignent même les parties les plus profondes des poumons.

Comme l'aérosol salin sec est inhalé pendant la salinothérapie, l'inflammation des voies respiratoires est réduite. L'œdème, que l'on trouve dans les muqueuses des voies respiratoires, est absorbé, ce qui entraîne un élargissement de ces voies. Lorsque cela se produit, le mucus sera à nouveau transporté normalement et tout ce qui bloque le passage sera débloqué. Cela aide à éliminer les allergènes étrangers et le goudron résiduel des bronches et des bronchioles.

Au fur et à mesure que le système respiratoire se dégage, les patients qui utilisent la salinothérapie peuvent respirer plus facilement. Cela profite au patient de bien des façons. Non seulement la qualité de vie s'en trouvera améliorée, mais moins de médicaments seront nécessaires. Les hospitalisations seront moins fréquentes et le nombre de crises d'asthme diminuera. Cette option de traitement peut être utilisée par les personnes de tout âge.

La thérapie saline s'est avérée très efficace lorsqu'elle est utilisée correctement. Plus de 57 % de ceux qui ont essayé cette méthode de traitement disent qu'ils peuvent réduire leur consommation de médicaments sur ordonnance. Quatre-vingts pour cent souffrent moins de dyspnée et son efficacité a été démontrée jusqu'à 98 %. Les bienfaits de cette méthode de traitement peuvent durer jusqu'à 12 mois ou plus et il faut moins de jours de maladie, soit en moyenne 11 jours de moins.

Il y a tellement d'avantages merveilleux à adopter l'approche holistique de la thérapie saline. Pris avec modération, il est très bon pour vous et peut aider à réduire les effets de l'hypertension artérielle et des maladies cardiaques. Les médecins qui ont un bon sens de la thérapie holistique vantent également les bienfaits du sel dans la régulation des troubles émotionnels tels que la dépression. Il est important de noter, cependant, que ceux qui ont des problèmes rénaux et cardiaques devraient consulter leur médecin avant d'adopter toute approche holistique. Bien que ces méthodes puissent être très avantageuses, elles peuvent aussi être préjudiciables à ceux qui ont des conditions médicalement traitées ; il serait donc très astucieux de la part du patient d'aviser son médecin lorsqu'il envisage cette approche.

La fibrose kystique et les bienfaits de la thérapie saline

La fibrose kystique est une maladie qui touche la plupart des glandes sécrétoires comme le mucus et les glandes sudoripares. Les organes et parties du corps les plus touchés sont les poumons, le foie, les sinus, le pancréas et les glandes exocrines.

La FK est une maladie génétique qui survient en raison de la mutation du gène CFer sur le chromosome 7.

Lorsque vous souffrez de cette maladie, le mucus devient épais et très collant, ce qui nuit au fonctionnement normal et à la clairance du mucus. Cela permet aux bactéries de se développer, ce qui entraîne diverses infections qui peuvent se produire dans les cavités des poumons, du pancréas et des sinus.

Symptômes de la fibrose kystique

Ils peuvent varier d'une personne à l'autre, où certains symptômes peuvent être graves un jour et s'atténuer le lendemain.

Les personnes atteintes ont une accumulation de mucus très épaisse dans les voies respiratoires, ce qui constitue un terrain propice à la prolifération des bactéries responsables d'infections. Les infections pulmonaires sont très fréquentes chez les personnes atteintes de fibrose kystique ; si elles ne sont pas traitées, elles peuvent entraîner de graves lésions hépatiques. Les patients peuvent également souffrir de crises répétées d'infection des sinus, de bronchite et même de pneumonie.

Avec le temps, la maladie peut entraîner une pancréatite, un prolapsus rectal, des calculs biliaires et même le diabète.

D'autres signes de fibrose kystique comprennent l'infertilité, une sueur salée anormale, une faible densité osseuse et un déséquilibre complet des minéraux dans le corps.

Traitement de la fibrose kystique

Les traitements de la fibrose kystique, qui ne permettent pas encore de guérir complètement la fibrose kystique, comprennent les traitements suivants:

- Physiothérapie thoracique.
- Travailler avec une équipe de spécialistes, y compris des diététistes, des travailleurs sociaux et des médecins spécialistes pour déterminer les options de traitement personnel.
- L'utilisation de médicaments tels que les antibiotiques, les anti-inflammatoires et les anticoagulants.

Fibrose kystique et thérapie au sel

Alors que les patients atteints de fibrose kystique ont de la difficulté à respirer, souffrent d'infections pulmonaires, de toux, d'infections chroniques des sinus, les progrès de la recherche ont permis aux patients d'utiliser des traitements salins hypertoniques pour atténuer leurs symptômes.

Une étude menée en Australie a conclu que les personnes atteintes de FK qui surfiaient (et qui étaient essentiellement exposées à l'aérosol salin marin) souffraient moins d'infections pulmonaires et de problèmes respiratoires que celles qui ne le faisaient pas. Une autre étude sur les effets de l'aérosol salin hypertonique sur les patients atteints de mucoviscidose indique que " le traitement salin hypertonique est associé à une amélioration de la fonction pulmonaire et à des bénéfices marqués en termes d'exacerbations. Il semble largement applicable comme thérapie peu coûteuse pour la plupart des patients atteints de fibrose kystique."

Thérapie de sel - manière alternative efficace de traiter la bronchite de traitement de sel

De nos jours, le coût de la maladie est très élevé entre le coût de la visite chez le médecin, des radiographies ou des traitements nécessaires et le coût des médicaments si nécessaire. Non seulement c'est coûteux, mais c'est aussi très ennuyeux. Si par hasard vous avez une maladie qui nécessite un traitement continu, elle peut s'accumuler jusqu'à 1 000€. Pour ceux qui n'ont pas d'assurance et qui sont gravement malades, ce n'est jamais un bon scénario.

Les gouvernements aident en offrant des plans de santé pour les personnes dans le besoin, comme les enfants et les personnes âgées. Vous pouvez trouver ces programmes en vous adressant aux organismes locaux qui offrent des services de soins de santé gratuits.

Après avoir essayé de nombreux médicaments, les gens ont tendance à recourir à des remèdes naturels. En outre, beaucoup de gens gravitent vers cette ressource en raison des effets de la médecine.

L'une de ces thérapies que les gens essaient est l'Halothérapie ou ce qu'on appelle d'abord la salinothérapie ou la spéléothérapie.

Outre-mer, en Europe, il s'agit d'un type de thérapie bien documenté. Cela se pratiquait bien au début du XIXe siècle dans les mines de sel. Aujourd'hui, les médecins tentent de reproduire son effet en utilisant des particules de sel en aérosol sec et des minéraux.

Felix Botchkowi, un responsable de la santé, a reconnu que les mineurs de sel n'ont jamais eu de maladies pulmonaires. Pendant la Seconde Guerre mondiale, les mines de sel ont été transformées en abris et ceux qui souffraient d'asthme avaient tendance à se sentir beaucoup mieux. Il existe encore des hôpitaux de sel dans diverses parties du monde, notamment en Russie, en Pologne, en Roumanie et en Autriche.

Ce qu'il y a de mieux avec la thérapie saline, c'est qu'elle n'est pas invasive et qu'elle ne prescrit aucun médicament contre les maladies respiratoires. Ça inclut la bronchite. Bien que la thérapie médicamenteuse ait ses avantages et ses inconvénients, la salinothérapie est un moyen naturel sans effets secondaires. Des essais cliniques sont en cours dans le monde entier pour évaluer les avantages de la thérapie saline.

Les maladies respiratoires sont une cause majeure de morbidité dans le monde entier. La plupart des pharmacothérapies ont de légers effets secondaires, tandis que les traitements aux stéroïdes en ont de plus importants. Sans doute avec les effets secondaires, que la thérapie saline est un grand remède "naturel" possible. Pas étonnant qu'il y ait un besoin de sel.

Traitement du diabète avec ventouses et thérapie au sel pur

Il existe deux types de diabète, à savoir le diabète insipide et le diabète sucré.

Le diabète insipide est un trouble métabolique rare dans lequel le patient produit de grandes quantités d'urine et a constamment soif. Elle est due à une carence en vasopressine, une hormone antidiurétique qui régule la réabsorption de l'eau dans les reins. Le traitement se fait par administration de vasopressine au patient et ne peut pas être traité par ventouses et par sel pur car les glandes pituitaires sont situées profondément dans le cerveau.

Le diabète sucré touche environ 7 % de la population générale et peut être divisé en diabète de type 1 (insulinodépendant) et de type 2 (non insulinodépendant). Le diabète de type 1 représente environ 10 %, tandis que le diabète de type 2 représente 90 % de l'ensemble du diabète sucré. Le type 1 affecte normalement les enfants et les adolescents qui ont peu ou pas de capacité à produire l'hormone insuline et les patients sont entièrement dépendants des injections d'insuline pour survivre. L'hormone insuline est produite par le pancréas et aide à réguler la glycémie lorsqu'elle dépasse la limite préétablie. On pense que le type 1 est causé par des dommages aux tissus du pancréas qui produisent de l'insuline en raison d'une attaque mal placée du pancréas par le système immunitaire du patient lui-même (attaque auto-immune). La thérapie au sel pur de gomme à mâcher et de gomme à mâcher ne peut pas traiter le diabète de type 1 en raison de dommages permanents au pancréas.

Le diabète de type 2 étant le diabète le plus fréquent, il était répandu chez les patients d'âge moyen et avancé. Toutefois, ces dernières années, le nombre de jeunes atteints de diabète de type 2 a augmenté. On la trouve chez les jeunes des années 20 et 30. Le diabète de type 2 est dû à une production insuffisante d'insuline pour répondre aux besoins du patient ou au fait que l'organisme devient résistant aux effets de l'insuline. L'accumulation de sucre conduit à son apparition dans le sang (hyperglycémie) puis dans l'urine. Les symptômes comprennent la soif, la production excessive d'urine, le vieillissement et les démangeaisons de la peau, la perte de sensation, la perte des dents, la perte de vision, la faim constante et la perte de poids due à l'utilisation des graisses corporelles comme source d'énergie alternative au sucre. Les facteurs de risque comprennent l'incidence chez les membres de la famille (génétique), l'obésité, le manque d'exercice, la sédentarité, le diabète pendant la grossesse et les mauvaises habitudes alimentaires (trop de sucre, excès de glucides, suralimentation).

Les complications à long terme du diabète de type 2 comprennent un risque plus élevé de crise cardiaque (infarctus du myocarde) et d'accident vasculaire cérébral (accident vasculaire cérébral), la plus forte incidence de cécité due à des lésions des vaisseaux sanguins qui alimentent le nerf optique (rétinopathie diabétique), cause la plus élevée d'insuffisance rénale nécessitant une dialyse (néphropathie diabétique), douleur à la cuisse et faiblesse progressive de l'extension du genou (amyotrophie diabétique), douleur ou engourdissement des pieds dû à une atteinte nerveuse (neuropathie diabétique), amputation des jambes due à la gangrène, et impuissance due aux lésions nerveuses du pénis (dysfonction érectile).

Le diabète de type 2 peut être traité avec un ventouse des points 2, 3, 6 et 8 avec un taux de réussite de seulement 30% dû au fait que le pancréas est situé profondément dans les viscères derrière le foie. Cependant, un taux de réussite beaucoup plus élevé est obtenu en appliquant la combinaison de la Cupping Agressive avec la thérapie au sel pur. Pour le diabète de type 2, la thérapie au sel pur comprend l'exercice physique quotidien d'une heure, la réduction graduelle de la nourriture suivie d'un jeûne, un bain de sel pur quotidien, la consommation de sel pur (de préférence 200 heures de sel pur ou 30 heures de sel pur minimum), des techniques de réduction du stress et une attitude mentale positive à adopter face au diabète.

Traitements homéopathiques - Traitements efficaces au sel et au sérum physiologique pour les symptômes du rhume et de la grippe

Une thérapie non pharmacologique pour la congestion des sinus et les infections des sinus, ainsi que la rhinite allergique, est l'irrigation nasale saline, un traitement connu depuis des siècles pour être efficace pour prévenir et traiter ces conditions. L'American Academy of Allergy Asthma and Immunology suggère le rinçage sinusal salin comme traitement des infections sinusales chroniques ou aiguës et de la rhinite allergique, déclarant que l'irrigation des cavités sinusales avec du sel peut "apporter un soulagement en éliminant les allergènes des narines et des sinus". Ils suggèrent également d'utiliser des sels qui ne contiennent pas d'iodure, des agents anti-agglomérants ou des conservateurs qui peuvent irriter la muqueuse nasale. Certains des sels que vous pouvez utiliser pour éviter ces irritants sont les sels de saumure ou les sels de mer de l'Himalaya, ces derniers étant facilement et commodément disponibles avec un appareil appelé Neti Pot pour cet usage spécifique.

La thérapie par l'air salin est le processus qui consiste à respirer de l'air contenant des particules de sel micronisées et sèches qui se déplacent dans toutes les zones des poumons, ce qui constitue un moyen naturel de nettoyer et d'entretenir le système respiratoire de l'intérieur. Ce traitement naturel, sûr et efficace aide à réduire l'inflammation des voies respiratoires en réduisant efficacement la constriction des sinus et des poumons qui peut survenir en cas de rhume et de grippe, ainsi que d'asthme, d'allergies et d'autres affections des sinus. En aidant le corps à éliminer naturellement les allergènes et les polluants, la thérapie par l'air salin aide également à soutenir le système immunitaire du corps. Ce traitement est plus efficace lorsque de grandes quantités de temps sont passées à inhaler de l'air salin sec. En raison de sa capacité plutôt unique d'être acheté en gros morceaux, qui peuvent être façonnés en blocs ou utilisés sous forme de cristaux naturels, le sel de l'Himalaya est largement répandu dans la thérapie par air salin. Des grottes de sel de l'Himalaya ont été construites à de nombreux endroits dans le monde, dont plusieurs aux États-Unis, pour la thérapie par l'air salin. Les clients de ces grottes passent entre 45 minutes et plusieurs heures dans les grottes pour respirer l'air salin. Cependant, ce n'est généralement pas pratique ou même possible, de se rendre régulièrement dans une grotte de sel, et encore moins d'y rester pendant de longues périodes. La méthode la plus pratique et la plus disponible de la thérapie d'air salin est l'inhalateur d'air salin, qui est également facilement trouvé en ligne et dans les magasins accompagnés de sel de mer de l'Himalaya. Des lampes au sel de l'Himalaya, des morceaux de sel qui ont été transformés en lampes en installant une ampoule à l'intérieur d'un trou percé dans le fond d'un cristal de sel et monté sur une base en bois, peut également être placé dans la maison pour une exposition accrue à l'air salin ionisé.

Depuis l'antiquité, on sait que le gargarisme avec une solution d'eau salée réduit l'enflure et l'irritation associées à un mal de gorge ou à une toux irritée. Ce traitement naturel aide à réduire les bactéries nocives, traitant et prévenant ainsi les infections avec des propriétés antibactériennes et antimicrobiennes. Les verres de sel de l'Himalaya constituent une méthode pratique pour préparer une solution d'eau salée à gargariser, en remplissant simplement le verre d'eau et en laissant quelques instants pour qu'une partie du sel se dissolve dans l'eau. Cette méthode permet d'obtenir une solution saline pure et naturelle pour se gargariser avec des sels non traités qui ne contiennent pas d'iodure ajouté, d'agents d'agglomération ni d'agents de conservation.

Une bonne irrigation du conduit auditif avec une solution saline aide à nettoyer le conduit auditif de la cire et à traiter et/ou minimiser le risque d'infection bactérienne. Pour ce faire, il est préférable de mélanger trois volumes d'eau avec un volume de sel, puis d'administrer la solution dans le conduit auditif à l'aide d'une seringue à bulbe. Encore une fois, le sel qui ne contient pas d'agglomérants ou d'agents de conservation devrait être utilisé pour ce traitement homéopathique. Les cotons-tiges ne doivent pas être utilisés pour éliminer la cire du conduit auditif en raison de dommages potentiels au tympan ; le nettoyage du conduit auditif avec les cotons-tiges peut également pousser la cire plus loin dans l'oreille.

La plupart de ces simples traitements homéopathiques, holistiques et naturels au sel ont été remarqués par de nombreuses cultures depuis l'antiquité pour leur capacité à traiter efficacement les maladies et même à prévenir les problèmes de santé. Comme ces méthodes ont fait leurs preuves à travers les âges pour leur efficacité, elles sont un excellent choix pour ceux qui doivent composer avec les symptômes du rhume et de la grippe, ainsi qu'avec les autres maladies mentionnées. Contrairement à d'autres traitements traditionnels, ceux-ci ne nécessitent aucune connaissance particulière en matière de préparation ou d'utilisation, permettant l'utilisation de ces remèdes par toute personne qui souhaite profiter de leurs bienfaits.

Utilisation thérapeutique des sels de bain

Le sel de mer et l'eau de mer ont été prouvés comme la base de nombreux types de traitements thérapeutiques. Il existe de nombreux types de traitements de thérapie par l'eau. Ceux-ci incluent les spas, les centres ayurvédiques et holistiques, et les cliniques de santé dans le monde entier. Certaines cliniques de thérapie sportive préfèrent utiliser les bains d'hydrothérapie pour aider leurs patients à récupérer de diverses blessures musculaires et articulaires. Les dermatologues recommandent également l'utilisation des bains de sel de la mer Morte pour les patients souffrant de maladies telles que le psoriasis, l'eczéma et d'autres maladies ou problèmes de peau.

Les esthéticiennes soulignent que les propriétés nettoyantes d'un bain de sel de mer comprennent le nettoyage des pores et la détoxification du corps également. De nombreux patients atteints de cancer sont conseillés par les médecins pour utiliser la thérapie par l'eau. Ils devraient également utiliser les thérapies de l'eau pour les aider à faire face aux traitements de radiation. Il existe plusieurs types de thérapies par l'eau et de sels de bain thérapeutiques que vous pouvez utiliser tous les jours ou toutes les semaines dans votre propre maison.

Le père de la médecine, Hippocrate, a découvert les qualités thérapeutiques de l'eau de mer. Il a remarqué les effets curatifs de l'eau de mer lorsqu'un pêcheur était blessé et le sel de mer a aidé à traiter ses blessures. L'eau de mer ne sert pas seulement à traiter les maladies de la peau ou à guérir une infection, mais elle est aussi un excellent anti-stress. Les patients qui ont utilisé ces traitements ont connu un soulagement de la douleur et du stress. C'est pourquoi il est maintenant prouvé que la thérapie au sel de mer est un traitement très efficace qui aide les cellules à rajeunir et peut également éliminer les toxines du corps et induire des minéraux dans le corps.

Sel naturel pour une peau saine

Saviez-vous que vous pouvez utiliser le sel pour donner à votre peau un éclat sain ? Le sel est un secret de beauté naturel et ancien ! Mais ne prenez pas le sel de table raffiné au chlorure de sodium dans votre salière. Vous aurez besoin du sel de cristal original de l'Himalaya, qui conserve encore tout son spectre de minéraux bénéfiques.

Le sel naturel le plus efficace pour les traitements de la peau est celui extrait des majestueuses montagnes de l'Himalaya. Il y a des millions d'années - quand notre planète Terre était un écosystème vierge - une mer primordiale a été évaporée par le soleil, laissant un sel cristallin absolument pur qui contient les 84 minéraux et oligo-éléments essentiels à la santé. Aujourd'hui, ce sel conserve encore les qualités bioénergétiques d'une planète non polluée.

Voici comment le sel naturel agit pour embellir votre peau. La peau protège les fonctions internes de notre corps contre les influences extérieures et constitue le plus grand organe de purification de notre corps. Pour fonctionner de manière optimale, notre peau a besoin de facteurs de pH neutres. La plupart des produits de soins de la peau issus de l'industrie cosmétique rendent notre peau plus acide. Le sel naturel peut réguler le pH de la peau à son niveau optimal grâce à ses effets équilibrants et neutralisants.

GUÉRISON DE LA PEAU À PROBLÈMES

L'acné, la peau malsaine et l'eczéma peuvent tous être grandement aidés par l'application de sel mélangé à de l'eau. Cela permet de libérer les propriétés curatives du sel naturel.

Pour préparer la solution saline, ajoutez suffisamment de pierres de sel de cristal de l'Himalaya d'origine à de l'eau pure pour saturer complètement l'eau de sel. Vous pouvez dire quand l'eau est complètement saturée parce que vous ne pouvez plus dissoudre de sel dans l'eau, et les cristaux de sel resteront juste au fond du verre. Utilisez un gros sel moulu ou des pierres de sel. Placez-les dans le fond d'un verre, ajoutez de l'eau et laissez le sel se dissoudre. S'il se dissout complètement, ajoutez-en d'autres. Lorsque les cristaux de sel ne se dissolvent plus, l'eau est complètement saturée. Un verre d'eau de 8 onces prendra plusieurs cuillères à soupe de sel.

Une fois par jour, appliquez cette solution saline sur les zones troublées et laissez-la s'absorber dans la peau. N'utilisez pas de crèmes ou d'autres traitements pour la peau.

Deux fois par semaine, mélangez cette solution saline avec de l'argile en poudre pour faire un masque de boue. Appliquez le masque sur votre peau et laissez-le tremper pendant 15-20 minutes, puis retirez le masque séché avec un gant de toilette humide.

Bien qu'une aggravation initiale de la peau soit possible, une fois cette phase passée, la peau s'améliore considérablement.

BEAUTÉ DU BAIN

Bien que de nombreux " sels de bain " faits de sel raffiné et de parfums artificiels soient vendus, le sel naturel dans le bain a de réels avantages pour la beauté et la santé.

Contrairement aux bains ordinaires, qui retirent l'humidité de la peau, la couche supérieure calleuse de la peau absorbe et retient le sel du bain de sel naturel, liant l'eau et apportant l'humidité dans la peau. Cela maintient le film protecteur naturel de la peau et empêche le dessèchement de la peau.

De plus, les toxines du corps sont libérées dans l'eau du bain par osmose, tandis que les minéraux du sel sont absorbés par la peau. Un bain de 30 minutes contenant du sel naturel a les effets détoxifiants d'un jeûne de trois jours !

Pour faire un bain de sel naturel, il faut deux livres de sel de cristal de l'Himalaya original pour une baignoire de taille moyenne. Versez tout le contenu du sachet dans votre baignoire. Ajoutez suffisamment d'eau pour couvrir le sel et laissez le tout se dissoudre pendant une demi-heure. Ensuite, remplissez votre baignoire avec de l'eau à la température du corps (98,6 degrés - vérifiez avec un thermomètre). N'ajoutez pas d'autres produits de bain - seulement le sel. Laissez tremper 15 à 30 minutes.

Si vous voulez optimiser les bienfaits du bain de sel de cristal original de l'Himalaya, prenez un bain pour absorber les minéraux à la nouvelle lune et un bain pour désintoxiquer le corps à la pleine lune.

Sels de bain pour rajeunir instantanément

Les sels de bain sont des granulés cristallins qui permettent de rajeunir instantanément le corps. Offrant des expériences thérapeutiques chaudes, ils drainent la tension et le stress de votre corps pour vous garder en bonne condition. Conçus pour nettoyer et régénérer les corps fatigués, ces agents cosmétiques sont également de nature curative. En plus d'améliorer l'expérience du bain, ils procurent des bienfaits médicinaux.

Vous obtenez maintenant des sels qui imitent les propriétés des bains minéraux naturels ou des sources chaudes. L'ajout de parfums et de couleurs les fait agir comme des diluants pour offrir également des arômes apaisants. D'autres additifs comprennent des huiles qui se présentent sous forme de perles d'huile de bain et peuvent également être des agents moussants ou effervescents. Presque tout le monde aime les utiliser pour aider à se détendre tout en prenant de bons bains chauds.

Il est certain qu'elles vous font sentir rajeuni à tout moment - hiver comme été. Vous pouvez vous adonner à de charmants bains d'aromathérapie en les faisant tremper dans des sels qui vous procureront un pur plaisir. Avec des recettes passionnantes pour préparer toutes sortes de préparations maison, vous économisez de l'argent tout en vous offrant des gâteries spéciales. Il suffit de combiner différents ingrédients pour créer des mélanges uniques selon votre choix personnel. C'est l'avantage de les faire soi-même.

Il est possible que vous puissiez trouver des sels de base dans un bac en vrac dans les épiceries, mais vous aurez peut-être de la difficulté à trouver les huiles et les parfums nécessaires pour vos recettes de sels de bain. Il est donc logique de les acheter directement sur les étagères. De plus, gardez-les au sec avant de les utiliser pour éviter qu'ils ne s'épuisent.

Pour ceux d'entre nous qui sont stressés pendant un certain temps, ce sont les magasins ou les pharmacies qui offriront des sels de bain relaxants pour aider à soulager les muscles endoloris et à apaiser la tension avec un assortiment de produits emballés prêts à l'emploi. Achetez-les facilement en ligne. Mais attention, ne les achetez jamais en vrac, car ils ont l'habitude de s'agglutiner et de perdre leur parfum.

Rappelez-vous aussi les sels spéciaux ou les ingrédients d'aromathérapie utilisant des parfums et des huiles parfumées auront à terme, dans certaines conditions, les parfums qui s'estompent. Il est utile pour les stocker dans des récipients en verre et non dans des boîtes en papier ou en plastique. Il est également recommandé de les stocker dans un endroit frais et sec, à l'abri de la lumière directe du soleil.

Les sels d'Epsom sont bien connus pour soulager les muscles endoloris. La teneur en sulfate de magnésium combat l'acide lactique dans les muscles, procurant ainsi une détente et un soulagement de toutes les douleurs. Il est suggéré de ne pas prendre de douche après avoir utilisé les sels de bain Epsom afin que la peau puisse en bénéficier même après le bain. De plus, n'utilisez aucun autre produit lors de l'utilisation des sels de bain Epsom.

Vous pouvez les utiliser en tout temps lors de votre bain, mais les utiliser pour les bains de nuit vous aidera à vous détendre et sera certainement le meilleur moment. Pour un bain relaxant et sédatif, vous pouvez faire tremper deux tasses de sel d'Epsom dans de l'eau chaude. Massez également des poignées de sel d'Epsom sur votre peau humide, des pieds jusqu'au visage pour vous rincer et vous sentir merveilleusement bien.

Les sels de mer naturels : la clé du rajeunissement

Votre corps est composé à 75 % d'eau... et cette eau qui se trouve dans votre sang, vos tissus et vos cellules contient des sels. Les gens ont peut-être blâmé cette eau pour de nombreuses maladies du corps, mais le sel est une partie essentielle de la vie elle-même qui coule dans votre corps.

Guerres de sel : Sels de table ou sels de mer ?

Les sels sont fabriqués lorsque l'eau de mer est exposée au soleil. Les sels de table que nous utilisons aujourd'hui sont pour la plupart raffinés, c'est-à-dire qu'on enlève une variété de minéraux sains qui se trouvent sur les sels non raffinés. Pendant le processus de séchage au four, les bons minéraux tels que le calcium, le potassium et le magnésium sont éliminés à haute température. Ce processus rend le sel dur pour le corps ce qui conduit à l'hypertension artérielle, des problèmes cardiaques, des maladies rénales et beaucoup plus.

Rétablissez l'équilibre du corps avec les sels de mer naturels ?

Devenir naturel vous donnera sûrement beaucoup de bienfaits pour la santé, tels que :

- Une tension artérielle stabilisée
- L'élimination de l'excès d'acide des cellules du corps
- Un niveau de sucre dans le sang équilibré
- Une meilleure absorption des aliments
- Énergie pour le corps
- Poumons clairs et facilité de respiration
- Prévention des crampes musculaires

Des sels de mer pour les malaises respiratoires ? Vos parents ont peut-être eu raison de vous laisser renifler une tasse d'eau chaude avec une pincée de sel les jours où vous ne pouvez pas respirer à cause de la congestion nasale, de la rhinite allergique et de certaines maladies pulmonaires mineures. L'halothérapie ou la salinothérapie était très populaire en Europe de l'Est. Cette thérapie consiste à respirer de l'air salé, que l'on croit bon pour les poumons.

Des sels de mer pour le bain ? Les sels de mer sont utilisés dans la thérapie du bain pour soulager les infections de la peau et améliorer le rajeunissement des cellules. Il est même appliqué sur le corps pour le massage. Les chercheurs ont remarqué une amélioration du système immunitaire après une thérapie naturelle de bain de sel de mer.

Comment utiliser le sel de l'Himalaya pour guérir

Le sel de l'Himalaya a longtemps été utilisé par de nombreuses personnes pour soulager les symptômes de différents problèmes de santé, avant même que les médicaments modernes ne soient formulés. Il fournit un remède entièrement naturel, des maladies de la peau aux crampes menstruelles en passant par les problèmes respiratoires. Ce sel est généralement utilisé sous forme de solution, ou de saumure, qui est essentiellement le mélange des cristaux de sel et de l'eau. Cette solution de saumure a un effet détoxiquant sur le corps. Lorsqu'elle est utilisée de façon topique, par exemple comme bain de trempage, elle peut aider à stimuler la croissance naturelle des cellules dans vos couches cellulaires. En effet, votre corps se sentira plus équilibré et votre flux d'énergie sera activé. Le bain de saumure de l'Himalaya peut être utilisé par tout le monde, mais il est particulièrement bénéfique pour les personnes souffrant de diverses maladies de la peau, d'affections gynécologiques, de rhumatismes et d'infections récurrentes.

Pour profiter pleinement des bienfaits d'un bain de sel de l'Himalaya, il faut trouver le bon équilibre entre l'eau et le sel. La concentration en sel doit être au moins égale à celle de vos fluides corporels, soit environ 1 %, pour activer avec succès le taux d'échange osmotique. Une baignoire ordinaire prend normalement à partir de 100 litres d'eau, donc dans ce cas, vous aurez besoin d'environ un kilo de sel de l'Himalaya pour obtenir la bonne concentration en sel. Cependant, si vous n'avez pas de baignoire ou si vous n'avez pas autant de sel naturel à la maison, ne vous inquiétez pas. Il y a d'autres façons d'utiliser le sel de l'Himalaya, à part en y trempant tout votre corps. Laissez-moi vous faire part d'autres façons d'utiliser le sel de l'Himalaya pour la guérison.

1. Exfoliation du corps. Pour ce faire, mélangez environ trois cuillères à soupe de sel de l'Himalaya avec une cuillère à soupe d'huile naturelle comme l'huile de noix de coco vierge ou l'huile d'olive. Prenez d'abord une douche chaude pour ouvrir vos pores, puis appliquez le gommage au sel sur votre corps. Non seulement cela améliore votre circulation, mais cela purifie également votre peau. Les personnes souffrant d'asthme, de psoriasis et d'autres problèmes de peau peuvent en tirer un grand bénéfice. En frottant votre peau, vous pouvez ressentir un flux de chaleur dans tout votre corps. Cela montre seulement que les cellules de votre corps ont commencé leur travail. Rincez ensuite le tout à l'eau tiède.

2. Le sel de l'Himalaya est un excellent produit pour l'hygiène dentaire. Il peut aider à maintenir le bon équilibre du PH dans votre bouche, ce qui peut aider à prévenir la mauvaise haleine et les maladies des gencives, et les caries. Pour l'utiliser, il faut se brosser les dents tous les matins avec une saumure de sel de

l'Himalaya. Gargarisez-vous pendant environ trois minutes puis recrachez.

3. Boire de l'eau de bonne qualité mélangée à une cuillère à thé de saumure de l'Himalaya peut aussi aider à traiter divers problèmes de santé tels que le psoriasis et l'herpès, pour n'en nommer que quelques-uns. La prise de cette eau par voie interne est une excellente façon de détoxifier et d'activer votre métabolisme. Si l'idée de boire du sel vous effraie, ne le soyez pas. Tout d'abord, ce n'est pas comme votre sel de table habituel, c'est un sel naturel. De plus, il a été dilué deux fois, donc vous pouvez à peine sentir son goût salé.

Recettes avec du sel

Légumes d'été grillés au sel

Ingrédients :

- 2 pommes rouges, pelées, épépinées et tranchées en 8 morceaux
- 4 tasses de pommes de terre dorées non pelées, coupées en morceaux
- 2 tasses de carottes pelées, coupées en morceaux
- 2 tasses de courge musquée pelée, coupée en morceaux
- 2 tasses de patates douces rouges pelées, coupées en morceaux
- 2 tasses de patates douces blanches pelées, couper en morceaux
- 2 tasses d'oignon rouge, coupé en quartiers
- 16 brins de thym frais
- 8 brins de persil plat frais, grossièrement déchirés
- 1/2 tasse d'huile d'olive
- 1 c. à thé de sel de mer fin
- 1 c. à thé de flocons de poivron rouge écrasés

Faire tremper les pommes de terre, la courge musquée, les pommes de terre rouges et les pommes de terre blanches dans des contenants séparés pendant 10 à 15 minutes, puis égoutter. Placer les légumes dans un grand bol et ajouter l'huile d'olive. Mélanger pour enrober. Ajouter 3/4 c. à thé de sel de mer, des flocons de piment rouge et des brins de thym. Étendre les légumes dans un moule à rebords et faire cuire au four préchauffé (200°C) pendant 25 à 30 minutes. Ajouter les pommes, remuer et faire cuire pendant 30 minutes de plus ou jusqu'à ce que les pommes et les légumes soient bruns et tendres. Transférer dans un bol de service, recouvrir du reste du sel de mer et garnir de persil.

Beurre et bar grillé au sel de mer

Ingrédients :

- 1 kg. de bar
- 2 gousses d'ail hachées
- 3 cuillères à soupe de beurre
- 1/2 cuillère à soupe d'huile d'olive extra vierge
- 1 cuillère à soupe de persil plat italien haché
- 1/4 cuillère à café de sel marin
- 1/4 cuillère à café de poudre d'ail
- 1/4 c. à thé de poudre d'oignon
- Citron poivre au goût Paprika

Faire fondre le beurre dans une petite casserole à feu moyen et faire cuire l'ail et le persil pendant environ 30 secondes. Retirer du feu et réserver. Dans un petit bol, mélanger le sel de mer, la poudre d'ail, la poudre d'oignon, le poivre citronné et le paprika. Frotter le mélange sur le poisson. Placer le bar dans du papier d'aluminium résistant puis le faire griller à feu vif pendant 5 à 7 minutes. Tourner, arroser de beurre et cuire de 5 à 7 minutes de plus ou jusqu'à ce que le poisson se défasse facilement à la fourchette. Arroser d'huile d'olive et servir.

Sel de mer et asperges au parmesan

Ingrédients :

- 1/2 kg. de pointes d'asperges, parées et coupées en morceaux
- 1 citron, jus et zeste
- 1/2 tasse de parmesan râpé
- 3 c. à soupe de beurre fondu
- 1 c. à thé d'ail haché
- 3/4 c. à thé de poivre noir moulu
- 1/2 c. à thé de sel de mer

Placer les asperges dans un bol moyen, puis ajouter le jus et le zeste de citron, le parmesan, le beurre, l'ail, le poivre noir et le sel de mer. Mélanger pour enrober uniformément. Disposer uniformément les asperges dans un plat de cuisson. Cuire au four préchauffé (200°C), en remuant de temps en temps, de 10 à 15 minutes ou jusqu'à ce que les asperges soient tendres.

Sels de bain à l'orange et à l'eucalyptus

Pour la préparation de vos propres sels de bain et gommages, nous vous recommandons de n'utiliser que des sels de la mer morte ou des sels d'Epsom. Les sels de la Mer Morte contiennent une proportion de chlorure de sodium considérablement plus faible que les autres sels. Le chlorure de sodium, qui constitue 80 % des sels de mer réguliers, et la majeure partie du sel solaire, du sel kasher et du sel gemme, n'offrent pas de bienfaits thérapeutiques et peuvent également être nocifs pour les personnes souffrant d'hypertension et d'œdème.

D'autre part, l'équilibre des chlorures de magnésium, de potassium et de calcium, et une concentration relativement élevée de bromures dans les sels de la mer Morte sont ce qui les rend bénéfiques. Et des études récentes montrent que les bromures sont un facteur de guérison pour le psoriasis.

Les sels d'Epsom sont également composés de sulfate de magnésium. Cet ingrédient est ce qui tire la douleur des muscles, ce qui les rend excellents pour combattre le stress et soulager les douleurs musculaires. Le magnésium aide également à éliminer les acides par la peau. Voici une recette que vous pouvez faire vous-même !

Sels de bain à l'orange et à l'eucalyptus

Les rhumes d'hiver ne vous laissent pas beaucoup à désirer. Ce mélange de sels de bain vous remontera le moral, soulagera vos douleurs musculaires et vous aidera à dégager vos voies nasales.

Ingrédients :

- 1 tasse de sel de mer fin
- 1/2 c. à thé de glycérine végétale liquide
- 1/2 tasse de sels d'Epsom
- 8 gouttes d'huile essentielle d'eucalyptus
- 8 gouttes d'huile essentielle d'orange douce

Instructions :

Combiner tous les ingrédients dans un bol et bien mélanger. Pour l'utiliser, ajoutez simplement 4 à 6 cuillères à soupe de sels dans un spa. Conservez les sels non utilisés dans un contenant hermétique.

3 recettes maison de sel de bain aux herbes relaxantes

En tant que mères, nous passons presque toutes nos heures de veille à nous occuper des enfants, à nettoyer la maison, à préparer les repas et à faire les courses en famille. Quand avez-vous fait pour la dernière fois quelque chose de relaxant juste pour vous ? Si vous avez dû vous arrêter un moment pour réfléchir à votre réponse, c'est que cela a été trop long.

Quand je prends du temps juste pour moi, j'aime prendre un long bain chaud. J'aime remplir ma baignoire avec des sels de bain faits maison et, pendant que je suis trempée, lire un bon livre. Ces bains m'aident à me détendre après une longue journée bien remplie.

Les recettes suivantes sont vraiment faciles à réaliser.

Lavande relaxante

- 2 tasses de sels d'Epsom
- 1/2 tasse de sels de mer
- 1/4 tasse de bicarbonate de soude
- 4 gouttes d'huile essentielle de lavande

Mélanger les sels d'Epsom, le bicarbonate de soude et le sel de mer dans un grand bol. Incorporer l'huile essentielle de lavande en remuant jusqu'à ce que le mélange de sel soit bien enrobé. Laissez sécher à l'air et versez ensuite dans un récipient avec un couvercle.

Utilisez de 1/4 à 1/2 tasse de sels de bain sous l'eau chaude courante.

Rose romantique

- 2 tasses de sels d'Epsom
- 1/2 tasse de sels de mer
- 4 gouttes de savon colorant rouge ou rose
- 4 gouttes d'huile essentielle de rose

Mélanger les 2 premiers ingrédients dans un grand bol en verre. Incorporer le colorant pour savon et l'huile essentielle jusqu'à ce que le tout soit bien mélangé. Utiliser de ¼ à ½ tasse du mélange sous l'eau chaude courante.

Sels d'hydrothérapie

- 2 tasses de sels d'Epsom
- 1 tasse de sels de mer
- 6-8 gouttes de colorant de savon bleu

Mélanger les 2 premiers ingrédients dans un grand bol en verre. Incorporer le colorant à savon en remuant jusqu'à ce qu'il soit bien mélangé. Utiliser une 1/2 tasse du mélange sous l'eau chaude courante.

Recettes de sel de mer rose de l'Himalaya

Le sel de mer rose de l'Himalaya peut être cuit sur, dans, servi sur et saupoudré sur les aliments ou inclus dans des mélanges d'épices pour à peu près tous les plats dont vous pouvez rêver ! Les recettes utilisant le sel de mer de l'Himalaya sont de plus en plus populaires et commencent donc à gagner en nombre, bien qu'il y ait littéralement des milliers de recettes qui attendent d'être découvertes ! Sa nature solide et naturellement comprimée est due à la dissimulation depuis des éons, sous une pression extrême, au plus profond des montagnes himalayennes qui permettent des formes et des utilisations plus variées du sel que l'on peut trouver dans la plupart des autres sels. Certaines formes de ce sel spécial peuvent être utilisées pour une présentation unique et gastronomique de vos aliments tout en ajoutant à des degrés divers une saveur riche et salée à n'importe quel plat.

L'une de ces formes est le sel rose de l'Himalaya en grill, bloc ou dalle de cuisine. Les grils à sel offrent une expérience de cuisine unique et gourmande, car vous faites griller vos aliments directement sur un bloc de sel naturel ! Le degré de salinité que les aliments acquièrent grâce à cette technique peut être ajusté en utilisant des quantités variables de liquides, comme des huiles ou des jus, et dépend également de la quantité d'humidité inhérente au type d'aliments que vous cuisinez. Ce dernier facteur s'explique mieux en prenant en considération le contenu liquide des fruits par rapport au contenu liquide d'un aliment plus sec comme un bifteck de London Broil. En termes simples, plus vous placez d'humidité sur une plaque, un plateau ou un gril à sel, avec vos aliments, plus le sel sera absorbé et plus vos aliments auront un goût salé.

Les bols de sel de l'Himalaya peuvent être utilisés comme un plat dans lequel on peut mélanger les salades, ajoutant une touche de saveur salée aux légumes verts frais ou même aux salades de fruits frais. Ils peuvent également être utilisés pour servir des soupes froides et même de la crème glacée, pour une gâterie sucrée et salée avec une présentation exceptionnellement appétissante que vos invités et votre famille adoreront.

Le sel de mer rose de l'Himalaya à grains fins et grossiers peut, bien sûr, être utilisé pour assaisonner n'importe quel plat et ajouter une touche spéciale aux boissons telles que les margaritas et autres boissons salées. Cette forme granuleuse du sel peut être utilisée pour faire des saumures de poisson et peut également être mélangée à d'autres ingrédients pour les plats en croûte de sel, comme le poisson entier cuit au sel de mer. Il peut être fumé, pour ajouter de la saveur, et même dissous dans de l'eau pour être utilisé comme la toujours populaire boisson thérapeutique pour la sole.

Sel de bain de base

C'est la façon la plus simple de faire un sel de bain. Dans cette recette, au lieu d'une tasse de bon sel de roche pour piscine, vous pouvez mettre une tasse de sel d'Epsom. De plus, vous pouvez mettre quelques parfums à votre goût tels que le citron vert, la pomme, la noix de coco, l'huile d'Ylang Ylang. L'alternative est innombrable.

Ingrédients :

- 1 tasse de sel de mer
- 1 tasse de sel de roche de piscine
- 2 tasses de bicarbonate de soude

Sel de bain relaxant

Après une journée stressante, c'est le bon moment pour se détendre et se relaxer. La lavande et la sauge vous soulageront de tous vos soucis et de vos tensions !

Ingrédients :

- 1 tasse de sel d'Epsom
- 1 tasse de sel de mer morte
- 2 tasse de bicarbonate de soude
- 10 gouttes huile de lavande
- 5 gouttes huile de noix de coco
- 10 gouttes huile de sauge sclarée

Sel de bain romantique

Voici la bonne idée pour une douce Saint-Valentin !

Ingrédients :

- 1 tasse de sel d'Epsom

- 1 tasse de sel de la mer morte
- 2 tasses de bicarbonate de soude
- 20 gouttes d'huile essentielle de rose
- 10 gouttes d'huile essentielle de lavande

Sel de bain anti-douleur

Lorsque vous avez des douleurs ou des courbatures quelque part sur votre corps, prenez simplement un bain comme suit, la menthe poivrée, l'eucalyptus soulageront votre douleur et élèveront votre esprit.

Ingrédients :

- 1 tasse de sel d'Epsom
- 1 tasse de sel de la mer morte
- 20 gouttes d'huile essentielle de menthe poivrée
- 10 gouttes d'huile essentielle d'eucalyptus
- 10 gouttes d'huile de lavande

Dans un petit bol, placez tous les sels ensemble, ajoutez la soude et déposez les huiles. Continuez à mélanger jusqu'à ce que tous les ingrédients soient bien répartis. Conservez dans un contenant bien fermé pour éviter l'humidité.

Piscine d'eau salée

Vous envisagez d'acheter une nouvelle piscine pour l'été prochain ? Ou peut-être souhaitez-vous simplement convertir cette ancienne piscine en une nouvelle piscine d'eau salée ? De nos jours, la plupart des gens parlent de passer au vert, et en convertissant ou en achetant une piscine d'eau salée, vous aidez l'environnement et vous vous épargnez de l'argent à long terme. Avec une piscine d'eau salée, tout ce que vous faites est simplement d'ajouter votre sel directement à l'eau, de là l'eau passera par un générateur et par un processus elle se divise alors en sodium et en chlore, ce qui est ce dont une piscine a besoin pour rester propre.

La plupart des personnes ayant des allergies ou des problèmes de peau au chlore, sont passées à une piscine d'eau salée parce que cela semble être moins problématique que d'ajouter tous les autres produits chimiques ainsi que le chlore. Non seulement une piscine d'eau salée les aide à combattre leurs allergies, mais il faut aussi moins de travail pour la maintenir en état de marche que les piscines ordinaires. Le coût du sel est également beaucoup moins élevé que celui de votre piscine moyenne.

Les piscines d'eau salée fonctionnent-elles ?

Par nature, le " sel " est du chlorure de sodium. La méthode de fonctionnement d'un générateur de sel-chlore consiste à appliquer un processus d'électrolyse au sel dissous dans l'eau lors de son passage dans le système de filtration d'une piscine. Cette électrolyse enlève la partie " sodium " du sel et ce qui reste est du chlorure ou du chlore. Cette forme de chlore est très naturelle et n'a pas les sous-produits normaux que vous trouverez avec d'autres types de chlore - par exemple, les yeux rouges, une forte odeur, etc.

QUELS SONT LES AVANTAGES D'UN SYSTÈME D'EAU SALÉE ?

Ce qui rend ce système si agréable pour les propriétaires de piscine est que, parce que le chlore est produit et dispersé dans la piscine de façon si constante, il est beaucoup plus difficile pour l'eau de devenir trouble ou de développer des algues, et comme nous le savons tous, les algues vont faire ou défaire à quel point on aime posséder une piscine. Cette constance dans les niveaux de chlore rend également l'entretien de la piscine beaucoup plus facile, car il n'est pas nécessaire de vérifier les niveaux de chlore sur une base quotidienne, ni ajouter des pastilles de chlore.

Y A-T-IL DES INCONVÉNIENTS À UTILISER UN CHLORATEUR AU SEL DANS MA PISCINE ?

Bien qu'il y ait très peu d'inconvénients à l'utilisation de l'électrolyseur au sel, voici quelques observations. L'investissement initial que l'on dépensera pour un bon système au sel se situera entre 1000 et 2500 euros. Bien que cela puisse sembler beaucoup, ce n'est pas vraiment le cas quand on pense que cela permettra d'économiser en moyenne plus de 500 euros par saison pour ceux qui utilisent une autre méthode d'assainissement. Le système s'amortira rapidement en quelques saisons de baignade seulement, mais même s'il n'y avait pas d'avantages monétaires, il vaut certainement son pesant d'or quand on pense au temps et au stress que sa mise en oeuvre permet d'alléger.

Un autre inconvénient du sel est qu'il ne fonctionne pas aussi bien dans une piscine en béton/gunite. En effet, des études ont démontré que le sel-chlore est cinq fois plus abrasif que le chlore ordinaire sur les surfaces en béton. Cela signifie qu'un propriétaire de piscine en béton devra replâtrer sa piscine plus rapidement si l'on utilise de l'eau salée. Ce principe ne s'applique toutefois pas aux propriétaires de piscines en composite (fibre de verre), l'eau salée n'ayant aucun impact négatif sur la longévité de la structure de la piscine.

L'EAU DE LA PISCINE A-T-ELLE UN GOÛT DE SEL ?

Oui, l'eau a un goût de sel, mais les niveaux de salinité sont très faibles et à peine perceptibles. Le niveau de sel n'est pas inconfortable ou dérangeant.